Hema Keswani

Carcinoma odontogénico de células claras do maxilar - uma entidade rara

AF569986

Hema Keswani

Carcinoma odontogénico de células claras do maxilar - uma entidade rara

ScienciaScripts

Imprint

Any brand names and product names mentioned in this book are subject to trademark, brand or patent protection and are trademarks or registered trademarks of their respective holders. The use of brand names, product names, common names, trade names, product descriptions etc. even without a particular marking in this work is in no way to be construed to mean that such names may be regarded as unrestricted in respect of trademark and brand protection legislation and could thus be used by anyone.

Cover image: www.ingimage.com

This book is a translation from the original published under ISBN 978-3-330-33022-1.

Publisher:
Sciencia Scripts
is a trademark of
Dodo Books Indian Ocean Ltd. and OmniScriptum S.R.L publishing group

120 High Road, East Finchley, London, N2 9ED, United Kingdom
Str. Armeneasca 28/1, office 1, Chisinau MD-2012, Republic of Moldova, Europe
Printed at: see last page
ISBN: 978-620-7-95314-1

Copyright © Hema Keswani
Copyright © 2024 Dodo Books Indian Ocean Ltd. and OmniScriptum S.R.L publishing group

ÍNDICE DE CONTEÚDOS

INTRODUÇÃO

As células claras são células epiteliais ou mesenquimatosas com citoplasma de cor clara ou clara e um núcleo claro. [1]

Tipos de células transparentes

1. Células claras fisiológicas
2. Células claras patológicas

Células claras fisiológicas

As células que têm um anel claro à volta dos núcleos e estão amplamente distribuídas no corpo são chamadas células claras fisiológicas. Podem ser observadas em secções histológicas do epitélio. São também conhecidas como não-queratinócitos. [2]

1. Células produtoras de pigmento (melanócitos)
2. Células de Langerhans
3. Células de Merkel

O elevado teor de glicogénio no citoplasma confere às células dos remanescentes da placa dentária, dos remanescentes do malassecum e das glândulas sudoríparas écrinas um aspeto claro. O polissacarídeo neutro glicogénio é carregado negativamente e não absorve a coloração com eosina, que também é carregada negativamente, dando-lhe uma aparência clara. [2]

Os não-queratinócitos, que incluem as células de Langerhans e os melanócitos, com exceção das células de Merkel, não têm ligações desmossómicas com as células vizinhas e não são detectados durante o exame histológico.

Durante o processamento, o citoplasma encolhe em torno do núcleo da célula e forma um halo pronunciado[2].

Quando uma secção de tecido histológico é processada, os lípidos perdem-se quando expostos a um solvente orgânico

como o xileno, pelo que o tecido adiposo parece transparente. [1]

Células claras patológicas

Os tumores de células claras são raros nas glândulas salivares, na mandíbula e na mucosa oral e representam apenas 1-2% de todos os tumores nestes locais. As células claras podem ser observadas em quase todos os tumores benignos ou malignos de origem epitelial, mesenquimal, melanocítica ou hematopoiética. [2]

- As células claras nos quistos e tumores odontogénicos têm origem na lâmina dentária.
- A maioria dos tumores das glândulas salivares contém glicogénio no citoplasma, o que leva à clivagem do citoplasma

. Mucoepidermóide

Os carcinomas contêm substâncias mucosas com glicogénio, que asseguram a limpeza. Células transparentes

em adenocarcinomas de células acinares deve-se a alterações artefactuais durante a fixação ou o processamento do tecido e a alterações nos organelos citoplasmáticos.

- As células transparentes no carcinoma de células renais metastático resultam da acumulação de glicogénio e lípidos.

- Nas variantes de células claras do carcinoma de células escamosas (CSCC), a degeneração hidrópica das células neoplásicas e a acumulação de fluido intracelular e no carcinoma de células basais (CBCC) a acumulação de glicogénio, sialomucina e produtos de degradação dos organelos intracelulares conduzem a células claras.

- O aparecimento de transparência citoplasmática no melanoma de células escamosas (BCM) ou no nevo (BCN) está associado à acumulação de glicogénio intracelular.

- As alterações celulares acentuadas nos osteossarcomas e condrossarcomas devem-se à presença de depósitos predominantes de glicogénio no citoplasma, acompanhados pela formação de uma

- Fagolisossomas contendo glicogénio ou degeneração celular vacuolar, um retículo endoplasmático grande e alargado e feixes de filamentos semelhantes a actina.

- Os lipossarcomas e os lipomas são transparentes devido à presença de lípidos. Nos tumores cutâneos de células claras, o citoplasma transparente deve-se à presença de lípidos e glicogénio. [1]

Porque é que as células parecem "limpas"? [3]

As razões para a aparência opticamente transparente do citoplasma são listadas abaixo (Batsakis 1979):

O citoplasma pode conter uma quantidade significativa de **glicogénio** e um número normal de organelos subcelulares. O polissacárido neutro do glicogénio é carregado negativamente e não aceita a coloração com eosina, que é carregada negativamente, dando assim uma aparência clara. As alterações microscópicas assemelham-se a um inchaço celular agudo com vacúolos claros nas células. Isto deve-se ao facto de o glicogénio solúvel em água se perder durante a preparação normal das secções. Os corantes especiais em secções congeladas podem mostrar uma acumulação anormal desta substância nas células afectadas.

Os não-queratinócitos, que incluem as células de Langerhans, os melanócitos e as células de Merkel, encolhem à volta do núcleo e formam uma auréola clara quando o citoplasma é examinado histologicamente.

O edema **intracelular** torna-se mais pronunciado quando as células migram para o stratum spinosum, como no leucoedema. O edema intracelular é causado por alterações na membrana semipermeável da célula e, subsequentemente, permite a absorção de uma quantidade anormal de líquido extracelular.

Degenerescência hidrópica sem quantidades significativas de glicogénio e com poucos organelos. O edema celular é a primeira manifestação de quase todas as formas de lesão celular. É causado por uma lesão acentuada das mitocôndrias, pela cessação da produção de ATP e pela falha da bomba de sódio, o que leva a um aumento da pressão osmótica no interior das células. Uma alteração da permeabilidade selectiva das membranas celulares leva a um influxo de moléculas de água. O inchaço celular agudo ou a degenerescência hidrópica resulta da incapacidade das células danificadas de manterem o equilíbrio eletrolítico através da "bomba de sódio-potássio". Como este mecanismo depende da energia, uma diminuição dos níveis de ATP nas células danificadas leva a uma saída de iões de potássio. Devido ao influxo de iões de sódio, o aumento da pressão osmótica no citoplasma atrai as moléculas de água. Isto leva a um inchaço das células, que pode ser visto externamente como um órgão aumentado, pálido e pesado. Microscopicamente, as células afectadas apresentam vacúolos no citoplasma sem limites claros. O citoplasma é fino e disperso.

Induzida por vírus devido a inflamação ou infeção prolongada associada ao aparecimento de células claras, e os vacúolos ou halos perinucleares representam alterações degenerativas. Coilócitos (do grego koilocyte - célula oca) Células epiteliais escamosas com núcleos aumentados e uma zona clara perinuclear nitidamente demarcada, rodeada por um rebordo de citoplasma.

Devido à **ausência de** organelos, a célula tem um aspeto transparente, tal como uma célula clara de glândula salivar. As alterações das células claras podem ser observadas em quase todos os tumores benignos ou malignos de origem epitelial, mesenquimal, melanótica e hematopoiética que não pertencem a diferentes etiologias.

A fixação pode resultar num **artefacto** em que o material celular desaparece da célula e numa preservação inadequada das células. Nas secções histológicas convencionais, **os lípidos perdem-se** quando expostos a solventes orgânicos, como o xileno, durante o processamento, fazendo com que as células pareçam transparentes.

Classificação das células transparentes fisiológicas [4]

1. **Epitelial:**

a. Odontogénica:

Resíduos de Malassez resíduos de Malassez resíduos de Serres b. Não odontogénico:

As células epiteliais transparentes do nível inferior são os melanócitos. Células de Merkels. Células epiteliais de nível superior - células de Langerhans. Glândula salivar - células acinares mucosas

2. **Mesenquimatoso:**

Classificação dos adipócitos **entre as células claras patológicas**

i. **Lesões odontogénicas de células claras:**

1) Cisto odontogénico

a) Quisto gengival num adulto.

b) Cisto periodontal lateral

c) Cisto odontogénico calcificante de células claras.

2) Tumores odontogénicos

a) Carcinoma odontogénico de células claras

b) Tumor odontogénico de células fantasma de células claras

c) Tumor odontogénico epitelial calcificante de células claras.

ii. Tumores de células claras das glândulas salivares

a) Carcinoma mioepitelial de células claras

b) Oncocitoma de células claras

c) Carcinoma mucoepidermóide de células claras

d) Carcinoma de células acinares de células claras

e) Carcinoma epitelial-mioepitelial de células claras

f) Carcinoma hialinizante de células claras.

iii. Os tumores metastáticos de células claras incluem carcinomas que se espalharam a partir de um

a) Rins

b) Fígado

c) Glândula tiroide

d) Próstata

e) Intestino grosso

iv. Tumores queratinocíticos de células claras

a) Variante de células claras do carcinoma de células escamosas

b) Variante de células claras do carcinoma basocelular

v. Tumor melanocítico de células claras

a) Nevo esférico

b) Melanoma esférico

vi. Tumores de células claras do osso e da cartilagem

a) Condrossarcoma de células claras.

b) Osteossarcoma de células claras.

vii. Tumores adipocíticos

a) Lipoma

b) Lipossarcoma

viii. Uma célula transparente que emerge dos anexos da pele

a) Trichilemma

b) Acantoma de células claras

c) Adenoma da glândula sebácea - carcinoma

d) Siringoma

e) Piradenoma exócrino

f) Hidradenoma de células claras

ix. **Diferentes estados das células claras**

a) Doenças de armazenamento - Síndrome de Herler.

b) Lesões virais Coilócitos

c) Sarcoma dos tecidos moles alveolares

d) Paraganglioma

e) Hibernoma (tecido adiposo)

II) Classificação funcional: lesões em que predominam as células claras e pelas quais são reconhecidas 1) Tumores das glândulas salivares Benignos □ Carcinoma mioepitelial transparente

□ Oncocitoma de células claras

Maligno

□ Carcinoma mucoepidermóide de células claras

□ Carcinoma de células acinares de células claras

□ Carcinoma epitelial-mioepitelial de células claras

□ Carcinoma hialinizante de células claras

2) Tumores neodontogénicos das glândulas não salivares

Benigno

- □ Tumor melanocítico de células claras
- □ Leucoedema
- □ Nevo esponjoso branco
- □ Grânulos de Fordyce

Esquema de diagnóstico para tumores de células claras da cabeça e do pescoço[1]

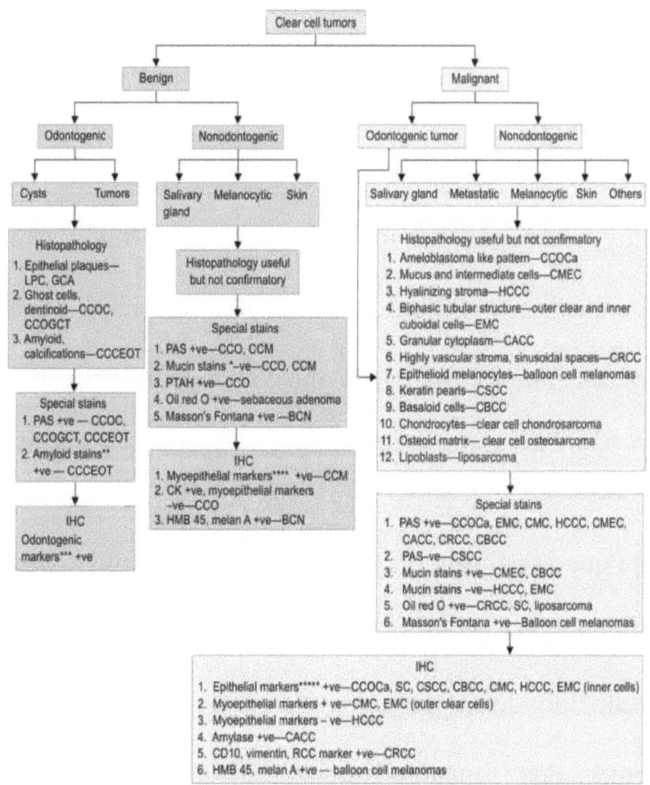

Coloração de mucina - azul de Alcian, mucicarmina; ** Coloração de amiloide - vermelho do Congo, violeta de cristal, tioflavina T; *** Marcadores odontogénicos - CK 14, 19; **** Marcadores mioepiteliais - SMA, S-100, CK, GFAP, vimentina, calponina; ***** Marcadores epiteliais - pancitoqueratina e EMA.

CARCINOMA ODONTOGÉNICO

O carcinoma odontogénico é um grupo raro de neoplasias odontogénicas epiteliais malignas com manifestações clínicas e características histológicas características que requerem uma abordagem cirúrgica agressiva.

Os tumores odontogénicos dividem-se, grosso modo, em tumores benignos e malignos. Os carcinomas odontogénicos são neoplasias odontogénicas epiteliais malignas que constituem a primeira categoria na classificação de tumores odontogénicos da OMS de 2005[5].

Assume-se que estes tumores têm origem nos componentes epiteliais do aparelho odontogénico. Os restos das células de Malassez, o epitélio reduzido do esmalte, os restos de serres na gengiva e o revestimento dos quistos odontogénicos representam células precursoras dos carcinomas odontogénicos. Vários genes estão envolvidos neste processo, e os mecanismos subjacentes aos genes específicos do cancro envolvem uma série de actividades funcionais: [5]

(1) Transcrição

(2) Transdução de sinais

(3) Regulação do ciclo celular

(4) Apoptose

(5) Diferenciação e

(6) Angiogénese.

Classificação do carcinoma odontogénico [5,6]

Em 1971, a Organização Mundial de Saúde (OMS) classificou os carcinomas odontogénicos nos seguintes subtipos

1 Ameloblastoma maligno.

2 Carcinoma intraósseo primário

3 Outros carcinomas com origem no epitélio odontogénico, incluindo os que surgem de quistos odontogénicos

Classificação mais recente da OMS (2005)

Carcinomas odontogénicos

- Ameloblastoma maligno.
- Carcinoma ameloblástico - tipo primário
- Carcinoma ameloblástico - tipo secundário (desdiferenciado), intraósseo
- Carcinoma ameloblástico - tipo secundário (desdiferenciado), periférico
- Célula primária interna

  carcinoma sólido
- Célula primária interna

  Carcinoma derivado de um tumor odontogénico queratocístico
- Célula primária interna

  Carcinoma de um quisto odontogénico
- carcinoma odontogénico de células claras
- Carcinoma odontogénico com células fantasma

CARCINOMA ODONTOGÉNICO DE CÉLULAS CLARAS

O carcinoma odontogénico de células claras (CCOC) é um tumor agressivo raro da mandíbula, com predileção por mulheres, que foi descrito pela primeira vez por Hansen et al. em 1985. Ocorre mais frequentemente na parte posterior da mandíbula [4].

Foi originalmente designado por tumor odontogénico de células claras ou ameloblastoma de células claras devido à sua natureza localmente destrutiva. Em 1992, a Organização Mundial de Saúde (OMS) classificou o CCOC como uma neoplasia benigna capaz de crescimento localmente invasivo e considerada mais agressiva do que o ameloblastoma. [4,7]

Em 2005, a OMS reviu a classificação dos tumores odontogénicos e classificou o CCOC como uma neoplasia maligna, uma vez que o CCOC se comporta como uma neoplasia infiltrativa com uma tendência acentuada para recidivar localmente, para metastizar para os gânglios linfáticos regionais e para metastizar distalmente, principalmente para os pulmões[7].

Histologicamente, o CCOC é definido como "uma neoplasia benigna, mas localmente invasiva, que surge do epitélio odontogénico e se caracteriza por lençóis, cordões e ilhas de células monomórficas, redondas ou ovais, vacuoladas e transparentes."[8] Sob grande ampliação, pode ser observada uma população celular bifásica caracterizada por células poligonais transparentes e células basalóides hipercromáticas com citoplasma eosinofílico. Por vezes, estas duas populações celulares coexistem num ninho tumoral, dando origem a um aspeto glomerulóide. Os ilhéus estão separados por zonas de estroma de tecido conjuntivo maduro, fibroso e parcialmente hialinizado[8]. O pleomorfismo celular e a atividade mitótica são raramente observados.

As células tumorais CCOC apresentam grânulos conspícuos PAS-positivos digeridos pela diastase. Os grânulos PAS-positivos apresentam depósitos de glicogénio intracitoplasmáticos[9]. [9] São imunorreactivos para a citoqueratina 8 e a citoqueratina 19, Ki-67, EMA, CEA e não reactivos para a proteína S-100, a proteína ácida fibrilar glial, a involucrina, a vimentina e a actina do músculo liso. [10]

ANAMNESE

Uma mulher de 70 anos de idade apresentou-se com queixas na parte superior do maxilar e palato direito que persistiam há um mês. O historial médico não apresentava quaisquer observações. Ao exame, foi encontrada uma tumefação bem circunscrita, com 3 x 3 cm, no rebordo alveolar posterior direito e no palato, com uma área central ulcerada [Figura 1].

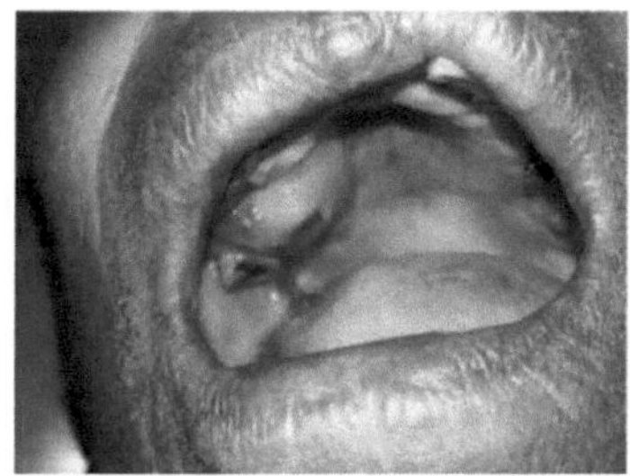

Figura 1: Vista intra-oral mostrando um palato inchado com uma superfície ulcerada

A palpação confirmava os achados do exame: a tumefação era sensível, mole ou dura e estendia-se pela mucosa até ao vestíbulo e ao palato imediatamente lateral à linha média. Os gânglios linfáticos cervicais não foram palpados. Uma radiografia panorâmica mostrava uma lesão radiopaca unilateral, bem circunscrita, que se estendia desde o primeiro pré-molar superior direito até ao primeiro molar [Fig. 2]. Com o diagnóstico preliminar de um tumor odontogénico, foi realizada uma biopsia incisional sob anestesia local.

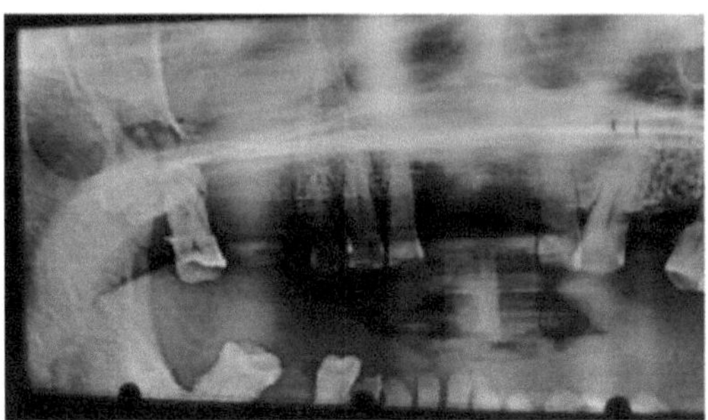

Figura 2 Radiografia panarómica com radiolucência mal definida desde o pré-molar superior até ao molar

As secções histológicas (4x) coradas com H&E mostraram folhetos e ilhéus de células transparentes poligonais ou redondas com núcleos excêntricos separados por septos de tecido conjuntivo fibroso (Figura 3).

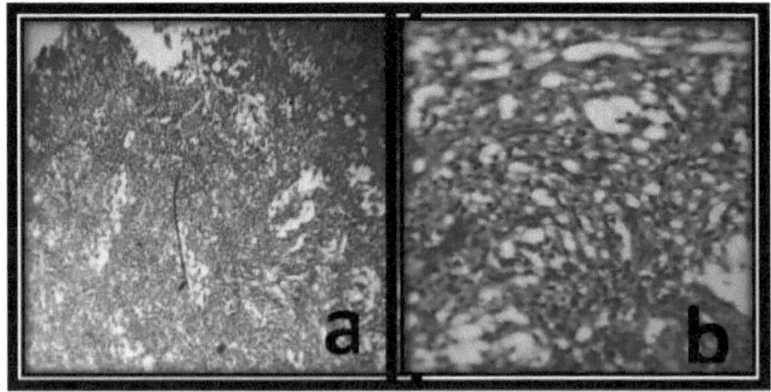

Figura 3 Secção corada com H & E (a) a 10x mostra numerosas células poligonais e septos de tecido conjuntivo fibroso (b) a 40x mostra células claras com um núcleo excêntrico

Numa ampliação maior, era visível uma população celular bifásica com células poligonais transparentes características e células basalóides hipercrómicas com citoplasma eosinofílico. Estava presente um pleomorfismo nuclear mínimo com raras figuras mitóticas.

O citoplasma da célula clara era positivo para o ácido periódico de Schiff, indicando uma deposição intracitoplasmática de glicogénio. A mucicarmina revelou

tado negativo Resul [Figura 4].

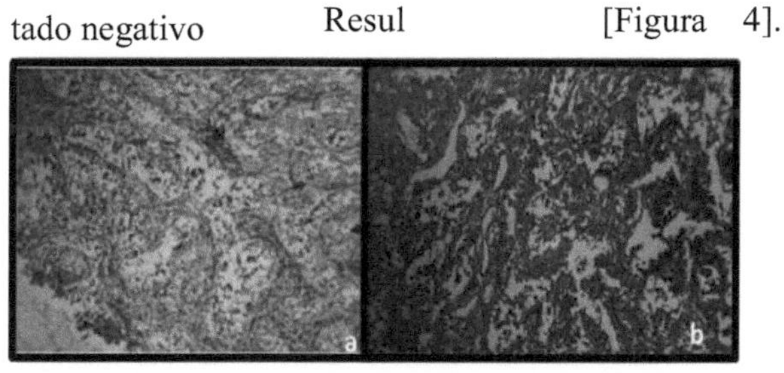

A figura 4 (a) mostra células claras PAS-positivas contendo glicogénio (b) O teste da mucicarmina apresenta um resultado

As células tumorais eram imunorreactivas contra CK-19 e Ki-67 [Figura 5], indicando um padrão homogéneo de imunorreactividade.

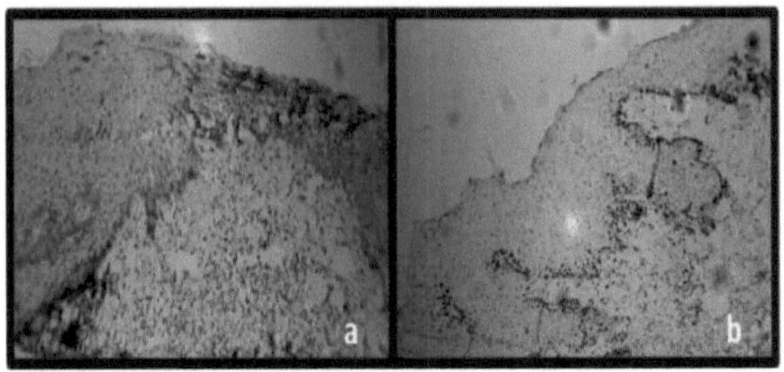

Figura 5 (a) CK-19 (b) Ki-67 mostra uma imunorreactividade positiva para as células tumorais

Foi feito o diagnóstico final de carcinoma odontogénico de células claras.

DISCUSSÃO

O termo tumor odontogénico de células claras foi cunhado por Hansen et al. O carcinoma odontogénico de células claras (CCOC) é uma neoplasia rara, com apenas alguns casos descritos na literatura[8]. [As lesões de células claras da cabeça e pescoço têm um amplo espetro de diagnósticos diferenciais, incluindo tumores odontogénicos como o ameloblastoma, o tumor odontogénico epitelial calcificante, o carcinoma odontogénico e os tumores das glândulas salivares como o carcinoma mucoepidermóide ou o carcinoma hialinizante de células claras. Incluem-se também os tumores melanocíticos intra-ósseos e os tumores metastáticos do rim, da tiroide e da próstata. [7]

Em 2005, a OMS classificou o CCOC como um tumor maligno caracterizado por lençóis e ilhotas de células vacuoladas e transparentes. Em alguns casos, caracteriza-se por um crescimento local agressivo, recidivas frequentes e, por vezes, metástases. O CCOC afecta predominantemente as mulheres. A maioria dos casos é diagnosticada em doentes com mais de 40 anos de idade. [thth]A incidência mais elevada ocorre entre as 5 e as 7 décadas (idade média de 56,5 anos: intervalo de 17-89 anos). [7] 73 casos de CCOC foram descritos na literatura, incluindo 57 casos (77,0%) com lesões na mandíbula e 17 casos (23%) com lesões na maxila. A mandíbula posterior é mais frequentemente afetada pelo CCOC em comparação com a mandíbula anterior (48% vs. 30%). A mandíbula é, portanto, mais frequentemente afetada do que a maxila. A SSOA na maxila aqui relatada é bastante rara. [7]

A aparência clínica do CCOC é um inchaço indolor. Raramente se observa dor e mobilidade dentária regional. Normalmente, não se observa ulceração da mucosa. Neste caso, no entanto, observa-se ulceração. Os gânglios linfáticos palpáveis indicam metástases regionais. Radiograficamente, o CCOC é indistinguível de outras lesões osteolíticas da mandíbula. Aparecem como lesões únicas radiopacas inespecíficas com margens irregulares, frequentemente associadas a reabsorção radicular e perfuração da cortical, e não estão associadas a não união. A perfuração do osso cortical e a invasão do periósteo podem ser visualizadas na tomografia computorizada. [11] Para excluir metástases, deve ser efectuada uma radiografia de tórax. Estes tumores crescem normalmente de forma lobular.

Histologicamente, é feita uma distinção entre 3 tipos [11,12].

1) Observa-se mais frequentemente um padrão bifásico, caracterizado por um ninho de células claras intercaladas com pequenas ilhas de células poligonais e citoplasma eosinofílico

2) Os ilhéus epiteliais são constituídos exclusivamente por células claras

3) Um ninho de células claras com um padrão ameloblastomatoso é menos comum

O padrão monofásico consiste apenas de células claras, enquanto o padrão ameloblastomatoso assemelha-se ao padrão de crescimento do ameloblastoma com ninhos de células com alteração cística central e diferenciação escamosa e uma paliçada nuclear periférica com polaridade invertida [7,11]. O nosso caso pertence ao primeiro tipo, que é o mais comum, com um carácter bifásico de crescimento do tumor.

Apenas alguns autores relataram um estroma hialinizado ou parcialmente hialinizado a separar os ilhéus neoplásicos. Nos casos que descreveram, encontraram depósitos hialinos eosinofílicos (semelhantes a glóbulos de tipo amiloide) em tumores odontogénicos epiteliais calcificantes que surgiam em contacto direto com ninhos epiteliais. O grau de pleomorfismo nuclear, o hipercromatismo e o número de mitoses nos CCOC são inconsistentes. [7]

O carcinoma hialinizante de células claras (CHC) é um tumor maligno das glândulas salivares menores que afecta mais frequentemente os tecidos moles do palato e da base da língua; presume-se que a variante "central" resulta da destruição do osso adjacente

e envolvimento. Apesar da origem celular diferente, é impossível distinguir o CHCC do CEC monofásico. O critério de diagnóstico mais importante para a diferenciação entre as duas doenças é a localização e o foco primário da lesão. Estudos moleculares recentes demonstraram que tanto o CHC como o CECP apresentam uma translocação EWSR1-ATF1, e 83% dos casos de CECP apresentam um rearranjo EWSR1. As translocações recíprocas equilibradas ocorrem em aproximadamente um terço dos sarcomas, e a translocação EWSR1-ATF1 no CCOC pode ser indicativa da agressividade desta lesão. A localização intra-óssea primária, a ausência de tecido das glândulas salivares e as áreas desmoplásicas semelhantes a um ameloblastoma ajudaram a distinguir o nosso caso de um CCOC [12, 13].

Estes tumores caracterizam-se pela acumulação de glicogénio e pela imunorreactividade para citoqueratinas (CK 8, 13 e 19). Por vezes, estão presentes a EMA, a proteína S-100 e o antigénio anti-ameloblastoma. O PAS é fortemente positivo para estas células tumorais [14, 15, 16]. No presente estudo, foi confirmada a expressão imuno-histoquímica da CK-19 e do Ki-67.

Ruchin-Poncet et al. investigaram a expressão dos genes Msx e Dlx em tumores odontogénicos, incluindo o CCOC. Os genes Dlx2 e Dlx3 são expressos durante a morfogénese dentária e demonstraram ter um papel fundamental na diferenciação celular e na apoptose. Este estudo encontrou uma falta de expressão de Dlx2, Dlx3, Msx2 e Bmp2, particularmente em CCOC, em comparação com ameloblastomas e humanos normais.

Foi levantada a hipótese de que a desregulação das assinaturas Bmp indica uma falta de expressão do transcrito Bmp2 no CCOC.

O Bmp2 está diminuído durante a diferenciação terminal dos ameloblastos, indicando uma perturbação do processo de diferenciação nas células CCOC. Bmp2 não só estimula a expressão de Msx1 e Msx2, como também induz a expressão de Dlx2 e transactiva Dlx3.

A ausência de Bmp2 pode ser a razão para a ausência destes dois genes homeobox no caso do CCOC[17].

- Perfil imunohistoquímico de várias lesões de células claras

- Perfil imunohistoquímico de várias lesões de células claras				
Célula transparente Lesões	Quadro histopatológico	Manchas especiais	IHC	Diferentes Diagnóstico
1. apagar Célula mioepitelial al Carcinoma	Existem várias formas, incluindo plasmocitóide, epitelioide e transpa rente. Células	Posit ivo para PAS	Mostrar uma atitude positiva em relação a S-100, elevado Peso molecular Citoqueratina, MSA, alfa-SMA	Clareir a Oncocitoma, MEC, carcinoma acelular, Clearc ell Carcinoma

2. Epitélios - Mioepitélios Carcinoma	Dispostos numa variedade de formas, incluindo tubulares, em forma de asa, sólidos e Áreas de células fusiformes	Positivo para PAS e Sensível à digestão por diastase, positivo para Prata metanamina, mucicarmina e azul de alcian	Em destaque no sítio Web Panzitoqueratina, EMA, S-100, SMA, P63 e vimentina	Carcinoma mioepitelial, de células claras Carcinoma, adenoma pleomórfico.

3. Hialinizante Célula limpa Carcinoma	Células claras localizadas nos cordões anastomóticos, Folhas, trabéculas, ninhos e folhas inteiras	Positivo para PAS e negativo para Coloração com vermelho Congo de amiloide, antigénio mioepitelial e Mucina	Em destaque no sítio Web S-100, MSA, e SMA	Pleomorfos Adenoma и Metástases RimCélula Carcinoma
Tumores odontogénicos				
4. apagar Gaiola Odontogenesik Carcinoma	Existem 3 padrões histológicos - bifásico, monofásico e células claras Ninho com ameloblastoi d palisading	Positivo para PAS	Proteína S-100, antigénio associado ao melanoma, CK 8, 13 & Estão presentes dezanove antigénios antiameloblastoma,	Clear sell Variante E.C.T., metastático RimCélula Carcinoma

5. apagar Gaiola Calcificação Tumor odontogénico epitelial	Dispostos como fios irregulares, cordões, ninhos de células epiteliais poliédricas	Positivo para Reação PAS	Em destaque S-100	CCOT, CCA, metastático. Célula renal Carcinoma, oncocitoma

Lesões metastáticas de células claras				
6. apagar Fibra renal Gaiola Carcinoma	Caracterizado por enormes ninhos de Células epiteliais com citoplasma transparente e um pequeno núcleos hipercromáticos redondos	Positivo para Reação PAS	Positivo para citoqueratina focal.	Clear Cell Neoplasias malignas das glândulas salivares Caixa de enchimento

SINAIS QUE PERMITEM UM DIAGNÓSTICO DIFERENCIAL

- A ausência de depósitos amilóides e de calcificação no estroma permite-nos excluir uma variante de células claras do TCEO.

- Localização intra-óssea primária e ausência de inchaço da glândula salivar ou da mucosa para diferenciar do carcinoma de células claras hialinizado da glândula salivar

- Tumores intra-ósseos das glândulas salivares (carcinoma epitelial-mioepitelial em que células mioepiteliais distintas são imunorreactivas para a proteína S-100, a vimentina, a actina do músculo liso e a calponina)
- Carcinoma mucoepidermóide caracterizado por uma arquitetura trifásica constituída por células mucinosas positivas, células

escamóides e células intermédias)

- Tumores metastáticos (carcinoma clássico de células claras de células renais, caracterizado pelo seu padrão vascular caraterístico e pela imunorreactividade às citoqueratinas e à vimentina e falta de reatividade à proteína S-100; melanoma amelanótico, que reage ao HMB-45, à proteína S-100 e a outros marcadores de melanoma).

- As células que constituem outros tumores odontogénicos também se podem desintegrar. Estes tumores incluem os tumores odontogénicos epiteliais calcificantes e os ameloblastomas de células claras. Enquanto o primeiro é caracterizado pela presença de calcificações psamomatosas e depósitos amilóides, o segundo pode ser difícil de distinguir do CCOC.

A coloração com mucicarmina foi negativa neste caso, pelo que se pôde excluir a hipótese de um tumor das glândulas salivares. A histopatologia, que mostrou um padrão celular bifásico e a separação dos ilhéus por um estroma fibroso maduro, confirmou o diagnóstico de um CCOC. É de esperar um componente de células claras nos tumores odontogénicos, uma vez que estes surgem da lâmina dentária [18].

O tratamento do CCOC consiste principalmente numa ressecção com uma margem ampla, ou seja, com uma margem óssea de 1,5 cm, incluindo o periósteo. Outras opções de tratamento incluem a curetagem ou a enucleação, a ressecção cirúrgica com ou sem remoção de gânglios linfáticos, a radioterapia pós-operatória e/ou a quimioterapia. A radioterapia pós-operatória é considerada se as margens do tumor forem estreitas ou positivas. Outras opções de tratamento podem incluir curetagem ou enucleação, ressecção cirúrgica com ou sem excisão de gânglios linfáticos. A taxa de recorrência deste tumor é de cerca de 55% após a ressecção. A radioterapia ou quimioterapia adjuvantes podem ser úteis em doentes com invasão dos tecidos moles ou invasão perineural e em casos em que não é possível obter margens livres de tumor, ou em doentes com nódulos positivos e/ou disseminação extracapsular. [7, 19, 20, 21]

O prognóstico é muito favorável e o tempo de sobrevivência é longo. Se o tumor for ressecado, a recorrência é rara. [21]

RESUMO

O carcinoma odontogénico de células claras (CCC) é um tumor odontogénico raro que ocorre predominantemente na mandíbula posterior, normalmente entre a quinta e a sétima década de vida, sendo mais comum nas mulheres. É um tumor potencialmente agressivo que recorre frequentemente, é localmente invasivo e pode formar metástases à distância. Relatamos aqui um caso de carcinoma odontogénico de células claras do maxilar numa mulher de 70 anos com uma massa tumoral no lado direito do palato, na região pré-molar-molar. Microscopicamente, foi observada uma população celular bifásica com células poligonais características, claras, hipercromáticas e basalóides com citoplasma eosinofílico. Foi observada imunorreactividade positiva com os marcadores Ki67 e citoqueratina CK19. Apresenta-se a importância dos recursos histoquímicos e imunohistoquímicos para o correto diagnóstico do CCOC.

Palavras-chave: carcinoma odontogénico de células claras, células claras, maxila

CONCLUSÃO

O CCOC é um tumor odontogénico raro e muito poucos casos foram descritos na literatura. O comportamento biológico do CCOC é imprevisível, uma vez que só foi descrito em casos isolados. A diferenciação com outras lesões de células claras é muito importante. Deve ser considerada uma investigação mais aprofundada das características clínicas, histológicas e imunohistoquímicas deste tumor. Devido à sua agressividade, o controlo loco-regional através da remoção de gânglios linfáticos, a terapêutica adjuvante e o seguimento a longo prazo são também essenciais.

LIGAR.

Agradeço ao Dr. Yogesh T.L. e ao Dr. Hemavathi S. do Shri Rajiv Gandhi College of Dental Sciences and Hospital, em Bengaluru, pelo seu apoio e orientação neste relato de caso.

REFERÊNCIA

1. Premalatha BR, Rao RS, Patil S, Neethi H. Clear cell tumours of the head and neck: Uma visão geral. World J Dent 2012;3(4):344- 349.
2. Jain A, Shetty DC, Juneja S, Narwal N. Molecular characterisation of clear cell lesions of the head and neck (Caracterização molecular das lesões de células claras da cabeça e do pescoço). Revista

Diagnóstico clínico

Research :JCDR.2016;10(5):ZE18-ZE23.
3. E.I. Elbeshire, M. Harris, A.W. Barrett. Carcinoma odontogénico de células claras do maxilar: aspectos clínicos, histológicos e

Características imunohistoquímicas de um único caso Oral

Oncology EXTRA ;(2004): 40 91-94

4. Nazir H, et al. Clear cell masses of the head and neck: Uma revisão histopatológica. IOSR Journal of Dental and Medical Sciences (IOSR-JDMS). 2015; 14(6):125-135
5. L. Barnes, J. W. Eveson, P. Reichart e D. Sidransky, eds. da Organização Mundial de Saúde, Classification of Tumours. Pathology and Genetics. Head and Neck Tumours, IARC Press, Lyon, França, 2005.
6. J. J. Pindborg, I. R. J. J. Pindborg, I. R. Kramer, e H. Torloni, Eds, Histological Typing of Odontogenic Tumours, Jaw Cysts, and Allied Lesions. Classificação Histológica Internacional de Tumores, Livro 5, Organização Mundial de Saúde, Genebra, Suíça, 1971.
7. Niharika Swain, Richa Dhariwal, J. Gopal Ray. Clear cell odontogenic carcinoma of the maxilla: case history and mini-review Journal of Oral and Maxillofacial Pathology; Volume 17, Issue 1, janeiro - abril de 2013.
8. Elizabeth A. Bilodeau, Aaron P. Hoshar, E. Leon Barnes, Jennifer L. Hunt, Raja R. Sithala Carcinoma de células claras e carcinoma odontogénico de células claras: uma análise

clinicopatológica comparativa.
Um estudo imunohistoquímico Head and Neck Pathol (2011) 5:101-107

9. L. R. Eversole, C. M. Belton, L. S. Henson. Clear cell odontogenic tumor: histochemical and ultrastructural features Journal of Oral Pathology 1985: 14, 603-61
10. Minkyu Kim, Eunae Cho, Jae-Young Kim, Hyun Sil Kim, Woong Nam Carcinoma odontogénico de células claras a imitar uma lesão quística: um caso de diagnóstico errado J Korean Assoc Oral Maxillofac Surg 2014;40:199- 203
11. Eugenio Maiorano, Mario Altini, , Giuseppe Viale, , Adriano Piattelli, Gianfranco Favia Carcinoma odontogénico de células claras Relato de dois casos e revisão da literatura Am J Clin Pathol 2001;116:107-114
12. Jayapalan CS, George A, Noufal A, Pynadath MK, Mangalath U (2016) Carcinoma odontogénico de células claras (CCOC): Mini revisão da literatura e relato de caso de radiolucência mandibular em uma menina de 17 anos. Diagn Pathol Open 1:120. doi:10.4172/2476-2024.1000120
13. Devaraju RR, Reddy S, Yashoda, Sekhar MS. Carcinoma

odontogénico de células claras versus carcinoma de células claras hialinizante: um dilema de diagnóstico. J Indian Acad Oral Med Radiol 2014;26:319-22

14. Zahide Mine Yazici , Ozgur Mete , Zubeyde Elmali , ibrahim Sayin , Rasim Yilmazer , Fatma Tulin Kayhan Carcinoma odontogénico de células claras do maxilar ACTA MEDICA (Hradec Kralove) 2011; 54(3): 122-124

15. Li TJ, Yu SF, Gao Y, et al. Carcinoma odontogénico de células claras: um estudo clinicopatológico e imunocitoquímico de 5 casos. Arch Pathol Lab Med. 2001;125:1566-71

16. Siraj F, Kaur M, Agrawal U. Carcinoma odontogénico de células claras do maxilar: um desafio de diagnóstico. Clin Cancer Investig J 2016;5:256-8

17. Swagatika Panda, Sujit Ranjan Sahoo, Gunjan Srivastav, Subrat Padhiari, Kanika Singh Dhull e Sonia Aggarwal, "Pathogenesis and nomenclature of odontogenic carcinomas : Revisited", Journal of Oncology, vol. 2014, artigo número 197425, 9 páginas, 2014.

18. Jain G, Hegde P, Shetty P. Carcinoma odontogénico de células claras: um caso raro. Clin Cancer Investig J 2015;4:408-10

19. Walia, Cheshta, et al. "Mistério clínico: Um caso raro de carcinoma odontogénico de células claras". Medicina Dentária Clínica Contemporânea 6.4 (2015): 559-563. *PMC*. Web. 24 Abr. 2016.
20. Avninder S, Rakheja D, Bhatnagar A. Carcinoma odontogénico de células claras: dilema diagnóstico e terapêutico. Jornal Mundial de Oncologia Cirúrgica. 2006;4:91. doi:10.1186/1477-7819-4-91.
21. Marks, Robert E., e Diane Stern. Patologia Oral e Maxilofacial. 1ª ed., Hanover Park, IL. Hanover Park, IL: Quintessence Pub. Co, 2012. imprimir. Marx RE, Stern D, Oral and
Patologia maxilofacial Razões para o diagnóstico e o tratamento.

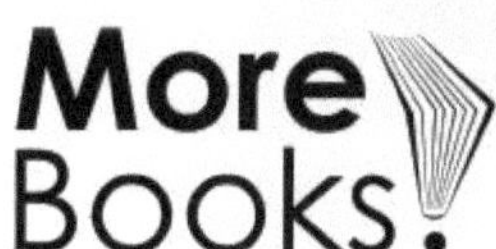

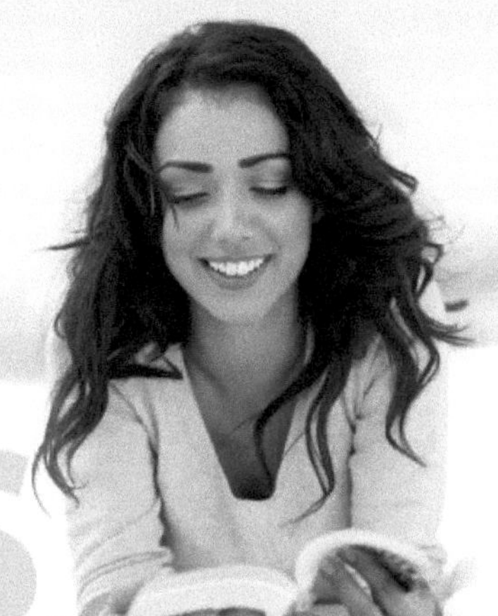

yes

I want morebooks!

Buy your books fast and straightforward online - at one of world's fastest growing online book stores! Environmentally sound due to Print-on-Demand technologies.

Buy your books online at
www.morebooks.shop

Compre os seus livros mais rápido e diretamente na internet, em uma das livrarias on-line com o maior crescimento no mundo! Produção que protege o meio ambiente através das tecnologias de impressão sob demanda.

Compre os seus livros on-line em
www.morebooks.shop

info@omniscriptum.com
www.omniscriptum.com

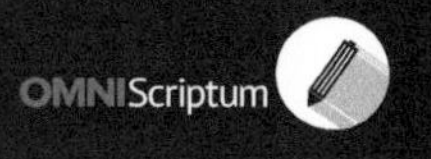

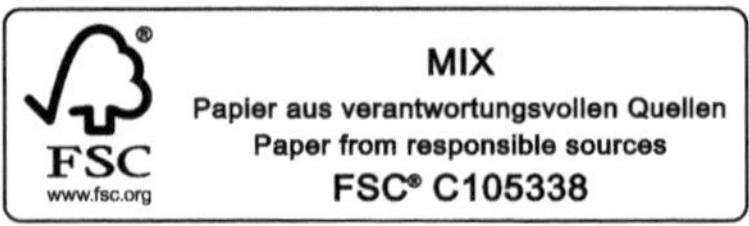

Printed by Books on Demand GmbH, Norderstedt / Germany